TÉMOIGNAGES AUTHENTIQUES

DE L'EFFICACITÉ DES MÉDICAMENTS

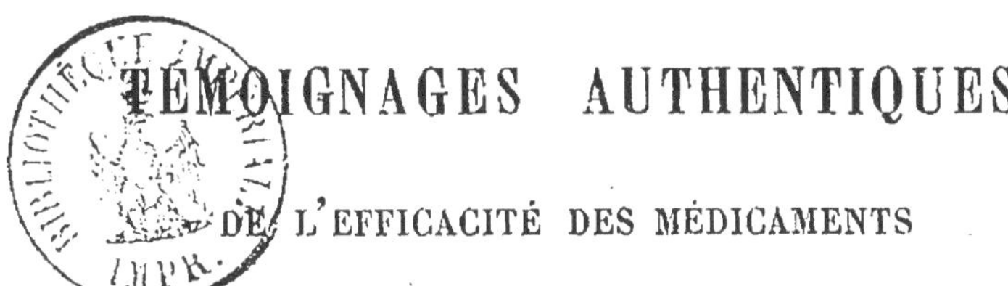

ANTI-GOUTTEUX

PRÉPARÉS SELON LA FORMULE PUBLIÉE

DU

DOCTEUR LAVILLE

de la Faculté de Paris.

1863

TÉMOIGNAGES AUTHENTIQUES

ÐE L'EFFICACITÉ DES

MÉDICAMENTS ANTI-GOUTTEUX

Châlons-sur-Marne, 5 avril 1862.

MONSIEUR LE DOCTEUR,

Je me fais un devoir et un grand plaisir de vous faire connaître ma position.

Je suis goutteux depuis l'âge de 28 ans et suis dans ma 64ᵉ année. J'ai eu le bonheur, monsieur, de faire la découverte de votre excellente liqueur et de vos pilules, malheureusement pour moi un peu trop tard. Il y a neuf mois que je fais le traitement, j'ai pris les pilules jusqu'à dix par jour, j'ai eu trois accès qui ont été conjurés par la liqueur; j'avais depuis cinq ans un bourdonnement et un malaise dans la direction du cœur; ces deux indispositions ont complétement disparu ; mes forces reviennent et je me trouve beaucoup mieux. Je ne veux pas vous laisser ignorer que depuis trente ans j'ai pris tous les remèdes annoncés dans les journaux, sans en avoir obtenu aucun bon résultat. Je vous assure, monsieur, que je ne me fatiguerai pas de continuer votre excellent traitement, et j'engage tous les goutteux à faire comme moi.

Veuillez recevoir, etc.

PASCALIN,
Rue de la Bassinerie, 17.

La Craû d'Hyères (Var), 17 mai 1852.

MON CHER ET HONORÉ CONFRÈRE,

C'est avec le plus grand plaisir que je viens vous parler de la liqueur et des pilules de votre excellent remède contre l'affection goutteuse.

Les quelques flacons que nous avons prescrits aux malades de nos contrées ont produit des effets merveilleux.

Agréez, etc.

MEISSONIER,
Docteur-médecin.

Cassel (Nord), 9 septembre 1851.

CHER DOCTEUR,

Je vous écris à la hâte quelques lignes au milieu de douleurs vives d'une attaque de goutte occasionnée par une marche forcée. Malheureusement j'ai oublié ma petite bouteille ; et je n'ai pas besoin de vous dire quel mauvais ménage je fais avec ma goutte, et avec quelle impatience j'attends que le pharmacien m'envoie votre élixir infaillible pour faire divorce avec elle et la jeter par la fenêtre.

Votre tout dévoué malade,

DU HAMEL DE CANCHY.

———

9 janvier 1862.

MONSIEUR LE DOCTEUR,

Voilà quatre ans que votre médicament antigoutteux me conserve la santé nécessaire à mes fonctions curiales. Dans ce laps de temps, je n'ai pas été une seule journée retenu au lit par la goutte, tandis que avant cela je passais sur mon grabat un, deux et même trois mois. Je dois donc rendre hommage à votre précieuse découverte en toute justice.

Agréez, je vous prie, etc.

BARRANGER,
curé de Villeneuve-le-Roi.

Paris, 22 août 1851.

MON CHER DOCTEUR,

Un de ces jours j'irai vous remercier de ma déli-
vrance miraculeuse. Sans votre liqueur, j'en tenais
pour un mois et peut-être davantage.

Tout à vous,

DESTIGNY (de Caen).

———

4 septembre 1851.

MONSIEUR LE DOCTEUR,

Nous avons dans notre infirmerie un pauvre goutteux de vieille date, déjà bien débilité par ses longues
souffrances. Nos médecins avaient déclaré qu'il était
inutile de tenter sa guérison, qui était devenue impossible, et avaient même déclaré que cet homme, âgé de
40 ans, n'avait plus que quelques mois à vivre, c'est-à-
dire à souffrir. Une personne charitable, connaissant,
par expérience, les heureux effets de votre traitement, a donné à ce pauvre malade vos médicaments,
et il s'en est trouvé beaucoup mieux, à ce point qu'au
bout de quinze jours ses douleurs ont cessé et qu'il a
commencé à marcher même avec un peu de facilité.

Agréez, etc.

L'abbé CAULLE,
Directeur de la Colonie agricole du Mesnil-
Saint-Firmin, près Breteuil (Oise).

Franchesse, 16 octobre 1860.

Monsieur et très-honoré confrère,

Vers la fin d'avril 1858, j'ai eu l'honneur de vous écrire pour réclamer vos bienveillants conseils. Je vous disais, qu'atteint de rhumatisme goutteux depuis quatorze ans, le mal avait été limité au genou gauche pendant les quatre premières années et qu'il était ensuite devenu général depuis dix ans ; que les articulations des genoux, des pieds, des coudes, habituellement sensibles, devenaient subitement très-douloureuses avec gonflement et épanchement surtout aux genoux ; qu'il n'existait aucune déformation des parties malades, mais seulement une crépitation très-prononcée au-dessous des rotules.

Le 2 mai suivant j'avais le bonheur de recevoir votre réponse, où vous me disiez que mon rhumatisme goutteux pouvait et devait s'améliorer par votre médication. J'ai conservé précieusement votre bonne lettre, et je déclare reconnaître que le succès de vos conseils et de vos médicaments a dépassé mon attente et vos promesses.

J'ai commencé votre traitement le 10 mai 1858, époque à laquelle je ne pouvais plus marcher; ma vie se passait alors ou au lit ou dans un fauteuil. Aux premières doses de la liqueur, j'ai pu, à l'aide de béquilles, sortir de ma chambre; quelques mois après, je pouvais me promener dans mon jardin avec le seul secours d'une canne.

Par vous, mon cher confrère, je me rattache à la vie en voyant le mieux progresser lentement, mais progresser toujours. Je suis esclave de vos prescriptions, et je remercie la Providence de vous avoir placé sur mon chemin au moment où j'avais perdu jusqu'à l'espérance.

Le succès de votre médication a été merveilleux chez quinze rhumatisés ou goutteux que j'ai traités d'après votre méthode.

Agréez, Monsieur et très-honoré confrère, l'assurance de ma vive reconnaissance et de ma considération très-distinguée.

SAULNIER, D. M. P.

A Franchesse, par Bourbon-l'Archambault (Allier).

2 mars 1855.

Mon cher docteur,

Vous m'avez tellement guéri de mes atroces douleurs de goutte, que, depuis dix mois, je n'ai eu que ces jours derniers une crise qui, menaçant d'être formidable, a été *strangulée* immédiatement par la liqueur. Votre médicament est une providence.....

Recevez, mon cher docteur, l'assurance de mon dévouement et de ma reconnaissance.

Lecarpentier,
Employé à la Préfecture de police.

———

Lille, le 19 novembre 1861.

Monsieur Laville, a Paris.

Monsieur, je suis descendu à Amiens à l'hôtel d'Angleterre, chez M. Fontaine.

J'ai employé votre liqueur antigoutteuse dans une longue crise. Le mal a cédé comme par enchantement; ceci est pour vous témoigner toute ma gratitude et vous rendre un hommage éclatant.

Agréez, Monsieur, mes salutations empressées.

Emile Delecambre,
Rue des Fossés-Neufs, 60, Lille.

1.

7 décembre 1859.

MON CHER CONFRÈRE,

Voici un médecin brésilien de mes malades que je vous recommande bien particulièrement. Je ne doute pas que vous ne le soulagiez de ses souffrances goutteuses.

A vous de cœur.

DESMARRES.

———

Toulouse, le 8 avril 1860.

MONSIEUR,

Je n'ai eu connaissance de votre liqueur antigoutteuse ainsi que de vos pilules que l'année passée, au mois d'août : j'avais alors une forte crise de goutte qui aurait bien duré un couple de mois. Je fis usage de la liqueur antigoutteuse, j'en pris trois cuillerées à café dans les 24 heures, comme il est dit dans votre ouvrage, et j'ai été surpris de l'effet que cette liqueur m'a produit. Je fus à la selle deux fois, et puis j'ai pu me lever et me tenir debout, ce qui m'a bien étonné.

GUIARD.

Mon adresse est Guiard, surveillant des forges chez M. Léon Talabot, rue des Amidonniers, Toulouse.

Briançon, ce 26 novembre 1861.

MONSIEUR LE DOCTEUR,

Je vous remercie de la prompte réponse à ma lettre, qui vous fait connaître l'opiniâtreté d'une névralgie qui me persécute depuis près de trente ans.

Votre honorable réponse dit : Après avoir bien réfléchi à votre cas si extraordinaire, puisqu'il a déjoué tous les efforts des médecins et rendu inutiles tant de médications, je pense que la liqueur antigoutteuse apportera bientôt une grande amélioration à votre état.

Votre pensée a été juste, Monsieur le docteur; après m'être purgé deux fois par votre liqueur, les articulations sont devenues assez libres pour me permettre de reprendre mon service, et l'appétit ne s'est pas fait attendre.

Recevez, Monsieur le docteur, toute la gratitude de votre dévoué,

BARNOUIN,
Capitaine au 22ᵉ d'infanterie, à Briançon.

———

Sully, 22 janvier 1854.

MONSIEUR,

J'ai pris votre médicament le soir à 10 heures. Tout semblait me présager une nuit cruelle, la douleur était portée dans le genou et dans le pied gauche, l'inflammation était considérable.

Je pris la dose à 10 heures et demie; à 11 heures je dormais, et le lendemain matin à 5 heures seulement je me réveillai pour prendre la deuxième dose. La douleur cessa *comme par enchantement*, et d'impotent que j'étais la veille, je fus tout surpris de marcher le lendemain, sans béquille et sans bâton.

Enfin j'ai pris en tout cinq doses de liqueur, et je suis guéri, quant à présent, au moins.

Je dis à qui veut le savoir le miracle de mon rétablissement.

Votre bien dévoué,

SUFFIT.

Mon adresse est M. Suffit Damitte, ancien maître de postes, à Sully-sur-Loire (Loiret).

Vivonne, le 12 janvier 1855.

Monsieur Béral,

Les résultats presque instantanés que mes clients ont éprouvés de l'excellent élixir antigoutteux du docteur Laville me font un devoir de lui en témoigner toute ma gratitude, et aussi à mon aimable cousin M. Frère, *pour l'avis qu'il m'en a donné.*

Recevez, Monsieur, l'assurance de l'estime de votre très-humble serviteur.

A. Frère,
Docteur médecin.

———

Poitiers, le 7 août 1854.

Monsieur le docteur,

Je suis heureux de vous dire que, depuis dix-huit mois, je n'ai pas eu un seul accès de goutte et n'ai pas été arrêté par un seul jour de douleurs.

Je me plais à vous signaler un *mieux énorme* dans l'état de santé d'un goutteux de ma connaissance qui habite dans un de nos arrondissements et à qui j'ai conseillé votre traitement : il ne marchait pas depuis plusieurs années, il souffrait horriblement ; aujourd'hui il monte à cheval tous les jours et se promène à d'assez longues distances.

J'ai à Vichy plusieurs personnes de ma famille, qui m'ont dit que beaucoup de goutteux faisaient aujourd'hui usage de vos remèdes et s'en trouvaient bien.

F. FARRAN.

———

Saint-Jean-de-Maurienne (Savoie).
22 septembre 1855.

MONSIEUR LE DOCTEUR,

La reconnaissance étant un devoir sacré, je ne puis m'empêcher de vous avouer que j'ai déjà éprouvé des bienfaits de votre élixir pour la goutte. Votre nom est déjà connu dans nos montagnes, aussi j'ai apporté la joie chez deux goutteux de mes compatriotes qui m'ont enlevé ma bouteille.

Agréez, Monsieur, mes saluts bien distingués.

FÉLIX ROCHE,
Agent de la Banque de Savoie.

———

Dijon, le 2 octobre 1857.

MON CHER CONFRÈRE,

Je n'ai rien à ajouter aux détails que vous donne le Dr Dugied. Je l'ai vivement engagé, comme je le fais à l'endroit de tous les goutteux, à recourir à vos lumières. Le succès que vous avez obtenu dans le traitement de M. Frère que j'avais pressé de vous appeler à son aide, me garantit la guérison de tous les goutteux pour lesquels peut exister un seul moyen convenable, le vôtre.

Agréez les sentiments de confraternité dévouée.

Dr CLERTAN.

―――

Dimanche, 22 mai.

MONSIEUR LE DOCTEUR,

J'ai été miraculeusement guéri de la goutte par votre divine liqueur, et déjà, par mes conseils, plus de vingt pauvres goutteux ou rhumatisants ont été également guéris.

Veuillez agréer, je vous prie, Monsieur le docteur, l'expression de ma vive reconnaissance et de ma juste considération.

ROLIN,
Régisseur général des Délassements-Comiques.

Paris, le 15 février 1858.

MON CHER DOCTEUR,

Je vous appellerai désormais, dans ma reconnaissance, le docteur Miracle.

Non-seulement vous m'avez guéri en trois jours d'une goutte à peu près générale, ce qui aurait duré six semaines entre les mains d'un *expectant*, mais j'aurai pu déjà sortir aujourd'hui.

Votre reconnaissant serviteur, et martyr avant de vous connaître.

E. NAY,
Ancien receveur-général.

MON CHER CONFRÈRE,

Je pense que madame est du nombre de ces malades auxquels votre méthode de traitement convient. Je m'en rapporte à votre décision sur ce point.

Bien à vous.

NÉLATON,
Professeur de la Faculté de médecine de Paris,
membre de l'Académie impériale, etc.

Liffré, 9 juin 1858.

Monsieur et estimable Docteur,

J'ai commencé votre traitement de la goutte le 1er mai 1857, je l'ai fait sérieusement, et je crois devoir vous rendre compte de son résultat.

Goutteux depuis douze ou quatorze ans, j'avais tous les ans, vers la fin de septembre, une forte attaque qui durait de quinze à trente jours ; le reste de l'année se passait assez bien, quoique souffrant toujours. Vous me prescrivîtes trois à quatre pilules par jour ; je commençai le 1er mai 1857 et ai continué sans interruption.

Au bout de deux ou trois mois, il me revint plus de souplesse dans les articulations, et une douleur violente et sourde, que j'éprouvais dans les deux talons dès que je marchais, disparut complétement.

Le 6 octobre, je fus pris d'une attaque à l'orteil droit ; deux cuillerées de liqueur enlevèrent si complétement la douleur, que je me mis à douter que ce fût une attaque sérieuse.

Nouvel accès au commencement de novembre. J'attendis *dolor*, *tumor* et *rubor*, enfin une attaque forte et bien caractérisée. Deux cuillerées enlevèrent encore tout.

En janvier et février, deux légers accès qu'une seule cuillerée enraya.

Pendant tout l'hiver, je n'ai pas passé une journée, non occupée à ma justice de paix, sans chasser au courant et au couchant ; et, malgré les meilleures chaussures, les pieds n'ont point été sans attraper de l'humidité. J'ai pu marcher six heures, et même plus, sans interruption, et avant le traitement je ne faisais pas un quart de lieue sans m'arrêter.

Au commencement de février, me trouvant assez loin de chez moi, je ressentis une douleur violente qui m'annonça une forte attaque ; j'eus beaucoup de misère à me rendre à la maison, j'avais toutes les peines du monde à maintenir le pied dans le soulier, et cinq minutes après qu'il en fut sorti, l'orteil devint gros comme le poing, rouge et horriblement douloureux. J'essaie un bain de pied, rien ; un cataplasme, impossible de le supporter ; la digestion se faisait difficilement. Enfin à huit heures je prends une cuillerée, à quatre heures du matin une seconde ; la douleur et tous les symptômes disparaissent complétement à huit. Je me lève vers dix heures, je prends un bouillon et passe toute la journée debout et sans souffrir, à faire charruer dans un de mes champs.

Depuis je n'ai rien ressenti.

J'ai remarqué que les goutteux qui ne font pas un usage journalier des pilules sont obligés, pour enrayer un accès, de prendre beaucoup plus de liqueur que moi ; aussi je suis décidé à les continuer.

J'ai aussi appliqué la liqueur au traitement d'un rhumatisme. Ma sœur, vieille fille de 59 ans, fut prise cet hiver d'un rhumatisme articulaire et musculaire aigu à l'épaule et au bras. Quelques cuillerées l'ont complétement guérie ; il y a trois ans, prise du même rhumatisme, elle souffrit plusieurs mois malgré tous les traitements de la Faculté.

Recevez, Monsieur le docteur, mes félicitations et mes remerciements.

GUYOT,
Juge de paix du canton de Liffré.

Caen, le 22 juin 1858.

MONSIEUR LE DOCTEUR,

Permettez-moi d'avoir recours à vos conseils et à votre obligeance pour me guider sur le traitement d'une affection goutteuse ou rhumatismale dont je suis atteint.

Après avoir habité l'Afrique pendant longtemps, je suis rentré en France au commencement de l'hiver dernier, et je suis en résidence à Caen depuis le mois de novembre. Dans les premiers jours de cette année, je fus atteint, sans avoir jamais eu de signes précurseurs, de douleurs aiguës, avec gonflement et rougeurs à l'orteil du pied gauche, principalement à la première phalange du pouce, qui précédemment, et il y a longtemps, a été fracturée, et est restée anky-losée. Le premier traitement que j'ai essayé n'a produit que peu d'effets, et, sans éprouver de douleurs ni très-violentes ni très-fréquentes, il m'était impossible de me livrer à aucun exercice. J'ai gardé la chambre pendant plus de trois mois dans cette première période.

Un de mes amis, M. le sous-intendant militaire de Coulibœuf, m'ayant communiqué votre brochure sur le traitement des affections goutteuses, j'ai été séduit par la logique de son raisonnement et n'ai pas voulu différer l'emploi de votre méthode curative. Les résultats satisfaisants ne se sont pas fait attendre, les douleurs vives ont disparu presque instantanément. Depuis plus de deux mois j'ai repris un service qui, sans être très-actif, me force néanmoins à marcher un peu et à monter à cheval.

Comme j'ai la plus grande confiance en votre traitement et en votre personne, monsieur le docteur, je vous serai très-reconnaissant de vouloir bien me donner vos bons conseils pour achever ma guérison.

Vous m'obligerez infiniment, et je vous prie d'agréer ici, avec mes remerciements, l'assurance de mes sentiments les plus distingués.

H. VILLAUME,
Lieutenant-colonel du 13ᵉ régiment d'infanterie.

Vesoul, 22 octobre 1861.

Monsieur le pharmacien Béral,

Lorsque vous verrez M. le docteur Laville, veuillez avoir la bonté de lui offrir mes respects et lui dire que je suis émerveillé des heureux résultats de sa médication, et que je m'empresse d'en recommander l'usage toutes les fois que l'occasion s'en présente.

BRESSE,
Médecin-major du 1er lanciers.

———

Nice, 3 février 1857.

Monsieur le docteur,

Je viens vous donner des nouvelles de ma santé que vous avez su singulièrement améliorer. Quel malheur de ne pas vous avoir connu plus tôt ! J'ai fort bien passé mon hiver en prenant dix pilules par jour, et je compte continuer, vu le bien que j'en éprouve.

IMBERT,
12, rue Masséna.

Florac, 13 juin 1858.

MONSIEUR ET TRÈS-HONORABLE DOCTEUR,

Permettez-moi de vous occuper de moi encore une fois. Atteint de la goutte depuis douze ou quinze ans, j'avais régulièrement quatre attaques dans le courant de l'année, et depuis le mois de juillet dernier, époque à laquelle j'ai eu le bonheur de connaître votre remède contre les maladies arthritiques, je n'ai pas été atteint une seule fois d'une manière sérieuse... Grâce à l'usage de la liqueur, j'ai été toujours débarrassé en quarante-huit heures. Plusieurs goutteux qui ont, d'après mes indications, recouru au médicament bienfaisant, s'en sont parfaitement trouvés.

Veuillez, Monsieur le docteur, agréer l'assurance de ma considération très-distinguée.

JOURDAN,
Juge à Florac (Lozère).

Chambéry, 26 février 1855.

Monsieur le docteur Laville,

Je suis infiniment reconnaissant des conseils que vous avez eu la bonté de m'adresser. Je les suivrai avec exactitude et avec la plus grande confiance. Cette confiance est le résultat de l'amélioration sensible que j'ai éprouvée de l'emploi des seules pilules, malgré le froid et l'humidité de l'atmosphère qui aggravaient mes douleurs, bien que je prisse toutes les précautions convenables pour me soustraire à cette funeste influence.

Veuillez, Monsieur, agréer mes sentiments de gratitude, avec mes bien sincères remerciements.

J'ai l'honneur d'être, avec les sentiments de la considération la plus distinguée, votre très-humble et obéissant serviteur.

Commandeur Picolet,
Sénateur du royaume de Sardaigne, président
à la cour d'appel de Chambéry.

Moscou, ce 6 octobre (24 septembre) 1857.

MONSIEUR LE DOCTEUR,

Ayant eu les preuves les plus convaincantes de l'efficacité de la liqueur et des pilules antigoutteuses, j'ai traduit en langue russe la brochure, qui en est à sa sixième édition et que sa rédaction si lucide rend bien précieuse à tous ceux qui ont l'heureuse inspiration de recourir à votre traitement.

Recevez, je vous prie, etc.

Le prince Wladimir GALITZIN.

———

Château de Courtanvaux, 10 octobre 1854.

MON CHER DOCTEUR,

Votre élixir m'a fait le plus grand bien ; il a fait disparaître avec rapidité douleur, enflure et rougeur.

Recevez, cher docteur, la nouvelle assurance de mon amitié, de ma reconnaissance et de mon admiration.

Général comte Anatole DE MONTESQUIOU,
Chevalier d'honneur de la reine Amélie.

Saint-Jean-du-Gard, 5 juin 1856.

A Monsieur le docteur Laville.

Monsieur,

Ayant fait l'emploi de votre remède contre un rhumatisme, pour ma belle-sœur, qui en était atteinte depuis six ans; depuis deux ans, elle était dans un état à ne pouvoir faire aucun mouvement sans de vives souffrances. Elle ne pouvait marcher sans s'appuyer fortement sur une chaise qu'elle faisait marcher devant elle. Ses membres craquaient avec violence au moindre pas qu'elle faisait. On prétendait que son mal était dans la jointure des os. Un monsieur qui habite Paris et qui est natif de notre endroit, voyant ma belle-sœur dans cet état, lui parla de vos pilules et de votre liqueur, l'assurant que ce remède avait produit un effet merveilleux sur lui. J'écrivis à mes parents que j'ai à Paris, qui voulurent bien me faire parvenir deux bouteilles de liqueur et deux de pilules. Ils envoyèrent un exposé de votre traitement, et ma belle-sœur vit de quelle manière il fallait prendre le remède. Ayant suivi vos conseils très-ponctuellement pendant quelque temps, elle ressentit un mieux; car maintenant elle peut marcher sans s'appuyer nulle part, quoique encore ses forces ne lui soient totalement revenues. Elle a encore de ce remède pour pouvoir le continuer. C'est vraiment un miracle que Dieu a opéré en sa faveur par votre moyen. Aussi, monsieur, je suis heureux de pouvoir vous exprimer ma vive reconnaissance. Je désire que cela puisse servir d'encouragement pour d'autres personnes qui souffrent. Vous concevez, sans que je vous le dise, qu'elle n'était pas restée cet espace de temps sans essayer bien des médicaments qui avaient été tous inutiles. Tous ceux qui la voyaient désespéraient de sa guérison.

Recevez, Monsieur, les salutations respectueuses de celui qui se dit votre tout dévoué et affectionné.

Louis PASTRE.

Mon adresse est : M. Louis Pastre, au Chemin-Neuf, à Saint-Jean-du-Gard (Gard).

———

Allichamp (Haute-Marne), par Wassy-sur-Blaise,
11 juin 1858.

MONSIEUR,

Je viens, au nom des malheureux qu'elle a guéris, faire l'éloge de votre liqueur curative de la goutte et des rhumatismes. Depuis six mois trois personnes, traitées depuis longtemps par la médecine usuelle, ne trouvaient que l'augmentation de la douleur, quand, apprenant votre spécifique, j'en fis faire usage à ces pauvres malades qui, après sept doses, recouvrèrent l'usage de leurs membres.

Je suis, avec un profond respect, Monsieur le docteur, votre très-humble et reconnaissant serviteur.

CHARLES,
Curé d'Allichamp.

MONSIEUR,

C'est par un vif sentiment de gratitude que je prends la liberté de vous adresser ces lignes, car je vous dois d'avoir vécu, depuis deux ans, exempt de souffrances et d'inquiétude.

Depuis trente ans, je suis goutteux, probablement par hérédité, et, notre climat et la carrière militaire aidant, cette maladie a pris successivement un degré de développement tel que, dans les dernières années, j'eus toujours au moins deux et jusqu'à quatre attaques par an, qui, chaque fois, me clouaient au lit pendant six ou sept semaines. Toutes les articulations étaient ou successivement ou simultanément attaquées, et souvent j'étais en danger de mort. En un mot, mon état était désespéré. Il y a juste deux ans je fis connaissance avec votre *Exposé*, et depuis j'ai exactement suivi vos prescriptions, et le résultat a été que je n'ai eu que des accès fort légers, qui disparaissaient aussitôt par deux ou trois cuillerées à *café* de votre liqueur. J'ai pu même voyager six semaines sans inconvénient, tandis qu'auparavant je n'osais m'absenter un seul jour. Il y a à La Haye deux médecins célèbres qui permettent l'usage de vos remèdes, et mon docteur, qui pendant vingt-cinq ans m'a traité sans résultat, est forcé d'en reconnaître les miraculeux effets sur moi.

Agréez, Monsieur, etc.

ANEMAET,

Ancien capitaine de cavalerie.

Arnheim (Hollande), 3 mai 1858.

Quillan (Aude), 28 janvier 1862.

TRÈS-HONORÉ CONFRÈRE,

J'ai été témoin des effets vraiment merveilleux, dans deux cas différents de goutte et de rhumatisme, de votre liqueur et de vos pilules, et je viens vous prier de m'envoyer la brochure que vous avez publiée.

Recevez, mon cher confrère, etc.

D. FOISSIN.

MONSIEUR ET TRÈS-DIGNE DOCTEUR,

Voilà mon pauvre pays envahi par la goutte et les rhumatismes aigus. Je ne voudrais pas que mes paroissiens restassent deux mois sans travailler, comme cela arrive à ceux qui suivent l'ancienne méthode : soyez donc assez bon pour dire à votre pharmacien de m'envoyer de nouveaux médicaments. Il est un fait certain, c'est que tous ceux à qui j'en ai donné s'en sont très-bien trouvés.

MAILLARD,
Curé de Plailly (Oise).

5 mars 1854.

Chilly-Mazarin, 8 septembre 1853.

Mon cher Monsieur Laville,

Merci, merci pour tout l'intérêt que vous voulez bien me porter. Il est vrai que l'avant-veille de la Toussaint j'ai été pris d'un accès de goutte, que cet accès devait être violent, si j'en juge par les prodrômes, mais je crois que je n'ai été ainsi menacé que pour être à même d'apprécier tous les bons effets d'une merveilleuse liqueur qui m'a été prescrite par un excellent médecin que j'aime beaucoup.

Cette liqueur a triomphé du mal et prouvé ainsi, une fois de plus, que le spécifique contre la goutte etait enfin découvert.

Agréez, etc.

Frère,

Pharmacien, rue Jacob.

Singapore, le 5 août 1862.

Monsieur le docteur Laville, à Paris.

Monsieur le Docteur,

Je remets cette lettre à mon ami M. le docteur Pascual y Torrejon, Espagnol, qui est tout Français par affection. Je lui ai dit que votre liqueur curative de la goutte m'a complétement guéri, et il désire vous voir durant son séjour à Paris. Je vous prie donc, Monsieur le Docteur, de l'accueillir avec votre amabilité accoutumée.

Je profite de cette occasion pour vous offrir mes sincères remercîments et mon éternelle reconnaissance ; car, sans votre précieuse liqueur, je serais incapable de remplir mes devoirs. Toutes les fois que j'en ai pris, elle a eu sur moi un effet merveilleux ; elle a fini par me guérir ; et, depuis deux ans, je suis sans attaque de goutte.

J'ai l'honneur d'être, Monsieur le Docteur, votre très-humble et reconnaissant serviteur,

J. M. BEUREL,
Provicaire apost. de la Malaisie.

Paris, 20 mai 1862.

Monsieur et bon docteur,

Si j'avais espéré vous rencontrer, j'aurais été, en notre nom à tous, vous remercier des excellents soins physiques et moraux que vous avez prodigués avec tant d'empressement à mon cher mari (1).

Hier, à la suite d'une imprudence, telle que celle de marcher 20 minutes dans la boue, une légère douleur au genou droit a reparu ; mais deux petites cuillerées de votre antidote en ont eu raison, et il pourra aller au Sénat aujourd'hui. Grâces donc, Monsieur et bon docteur, soient rendues à la Providence dont vous êtes le bienfaisant représentant !

Agréez le témoignage de notre vive reconnaissance avec l'expression de nos sentiments bien distingués.

A.-H. Desfossés.

———

Vernon (Indre-et-Loire), le 27 septembre 1862.

Monsieur le docteur,

Depuis environ trois ans je fais usage, contre la goutte, de la précieuse liqueur et des pilules préven-

(1) Son Excellence l'amiral Romain Desfossés.

tives que vous avez inventées. Je suis très-content de
ces remèdes, et quand j'éprouve un léger accès, soit
à la main, soit au pied, trois petites cuillerées de liqueur, prises en trois jours, enlèvent la douleur. Ce-
pendant, comme je ne suis pas entièrement guéri,
je continue à prendre des pilules. Dans cette situation,
je viens vous prier de me dire si, pendant que je prends
la liqueur, il faut suspendre l'usage des pilules.

Vous ajouterez aux sentiments de ma vive reconnaissance pour le service éminent que vous m'avez
rendu, si vous voulez bien m'honorer d'un mot de réponse.

Votre dévoué serviteur,

M. JAUBERT,

Conseiller honoraire à la Cour de cassation
(doyen des magistrats de France).

———

Vesoul, le 5 octobre 1862.

MON CHER MONSIEUR BÉRAL,

Je vous prie d'avoir l'obligeance de remettre pour
moi à la personne porteur de ce billet un flacon liqueur du docteur Laville et trois flacons pilules.

Ce médicament produit toujours entre mes mains

d'excellents résultats; aussi j'en conseille l'usage dans toutes les occasions qui se présentent.

Agréez, Monsieur Béral, les salutations de votre tout dévoué,

CH. BRESSE,
Médecin major du 1er de lanciers.

———

Paris, 1er août 1862.

MONSIEUR LE DOCTEUR LAVILLE,

C'est un devoir et un bonheur pour moi que de vous apprendre les bons effets produits par votre remède pour la goutte et les rhumatismes. Je me suis trouvé dans le cas d'en observer des exemples nombreux et surprenants.

M. le général Monteverde, membre de la commission des limites entre l'Espagne et la France, souffrait depuis longtemps d'une affection goutteuse à l'estomac, il prit à Bayonne votre remède, et il s'en trouva guéri.

M. Judalecio Mateo, directeur de l'Ecole des forêts, établie à Villaviciosa de Odon, près Madrid, se trouvait depuis longues années attaqué de fréquents accès de goutte; bien souvent il était obligé de rester au lit la plus grande partie de l'hiver. Ayant eu par moi connaissance de votre remède, il en fit usage avec l'agrément de son médecin. Il a pris les pilules et la liqueur avec un succès admirable. Ce cas a été connu à Madrid et a donné lieu à de nombreuses cures dont je suis fâché de ne pouvoir pour le moment vous décrire les détails, mais je tâcherai de vous les faire parvenir dès que je serai de retour en Espagne.

Agréez, Monsieur le docteur, les compliments de votre très-humble serviteur,

Le Cte CAMPUZANO DE RECHIN,

Grand'croix des ordres de Charles III et d'Isabelle la Catholique, ancien ministre plénipotentiaire à Paris, etc., demeurant en Espagne, Villaviciosa de Odon, près de Madrid.

———

Nous avons jugé inutile de grossir cette liste démesurément et de traduire les magnifiques attestations de l'édition anglaise : car, un esprit judicieux veut être éclairé, mais non fatigué.

Imprimé par Charles Noblet, rue Soufflot, 18.